AF242943

DES VINS PLATRÉS

CONSIDÉRÉS AU POINT DE VUE

DE L'HYGIÈNE ET DE LA MÉDECINE LÉGALE

PAR

A. GLÉNARD

Professeur de chimie et toxicologie à l'Ecole de médecine de Lyon,
Secrétaire du Conseil d'hygiène du département, etc., etc.

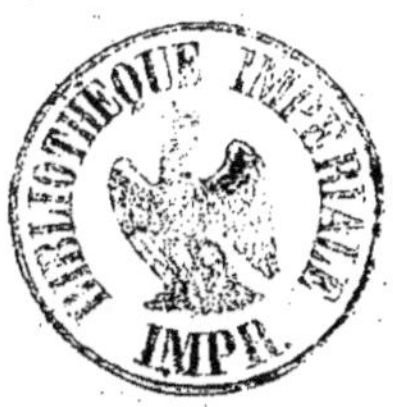

(Extrait de la Gazette médicale de Lyon.)

LYON

IMPRIMERIE D'AIMÉ VINGTRINIER
Quai Saint-Antoine, 36

1858.

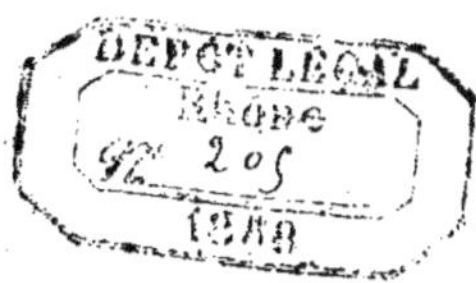

DES VINS PLATRÈS

CONSIDÉRÉS AU POINT DE VUE

DE L'HYGIÈNE ET DE LA MÉDECINE LÉGALE.

Depuis quelques années, nos vignobles ont singulière-
ment perdu de leur fécondité. Diverses circonstances, que
chacun sait, ont sinon tari, au moins réduit d'une façon
considérable le volume des sources vineuses où s'abreu-
vait ordinairement notre population. Il a fallu demander
à de nouvelles localités viticoles les ressources nécessaires
pour combler le déficit de nos approvisionnements. Ces
ressources, plusieurs départements du Midi nous les ont
fournies. Les vins du Gard, de l'Hérault, qui ordinairement
entraient pour une assez faible part dans la consommation
lyonnaise, se sont hâtés de remonter le Rhône ; ils sont
arrivés en foule sur notre marché, et, grâce à eux, on a pu
traverser sans trop de souffrances ces temps dè crise de la
vigne.

Mais la crise continuant, ce secours pourrait bien nous
manquer ; non pas que les vignobles du Midi doivent être
un jour improductifs, mais parce que leurs vins sont
maintenant l'objet d'une méfiance qui devient de jour en
jour plus générale, et qui tend à les faire rejeter de la consommation. En voici la cause.

Les vins du Midi présentent presque tous une particu-
larité qu'ils doivent, non à la nature, non au sol dans le-
quel la vigne a puisé sa nourriture, mais à une cause fac-

tice, à un mode généralement adopté dans la fabrication du vin. Ils sont *plâtrés*. Ce détail était ignoré de la grande masse des consommateurs ; on a acheté le vin, on l'a bu, et on ne s'en est pas trouvé trop mal. Mais tout à coup ce secret, ce mystère a été dévoilé. Une eau prétendue merveilleuse (1), réactif bien connu et de tout temps employé par les chimistes dans l'analyse des vins, réactif qu'on a cherché à rajeunir en le déguisant sous un nom nouveau, dont on a fait, je crois, la base d'une opération commerciale placée sous la sauvegarde d'un brevet d'invention (brevet que je ne voudrais pas garantir plus que le gouvernement) ; une eau prétendue merveilleuse, dis-je, a été cause qu'il a fallu apprendre au public que les vins du Midi étaient plâtrés. Ce qui, à mon avis, était aussi inutile que de lui apprendre qu'il y a dans le vin de la crème de tartre, deux matières colorantes, de l'éther œnanthique, etc. Qu'importe, en effet, au consommateur la connaissance des divers matériaux qui constituent le vin, la connaissance des procédés de vinification ? Que le vin soit le produit de la vigne, qu'il soit loyal, de bonne qualité, sans action préjudiciable sur la santé, n'est-ce pas tout ce qu'il lui faut ?

Quoi qu'il en soit, le fait du plâtrage a été ainsi divulgué. Chacun alors, sans chercher à s'expliquer ni la raison ni les conséquences de cette pratique, n'y a vu qu'une manœuvre frauduleuse. Quoi, mon vin est plâtré ! s'est-on écrié de toutes parts. Il y a du plâtre dans mon vin ! Mais c'est donc du vin fabriqué ? On veut donc nous empoisonner !

(1) Cette eau, qui n'a de merveilleux que le nom, n'est autre chose que de l'azotate de baryte en solution dans l'eau. Il en est de même du liquide vendu sous la dénomination de *réactif Leclaire*. Chacun pourra se la procurer à bon compte en achetant pour 10 à 15 centimes de sel de baryte chez le droguiste, et le dissolvant dans un décilitre d'eau distillée ou d'eau de pluie.

Et disant cela, et à l'aspect de son tonneau aux trois quarts
vide songeant à la quantité de plâtre et d'autres ingré-
dients qu'il a dû boire sous forme de vin, plus d'un consommateur aura dû se sentir saisi de crampes et de coliques rétrospectives !

Ainsi donc, l'on sait aujourd'hui que les vins du Midi
sont généralement plâtrés, et, pour cette cause, on s'en
méfie, on les repousse même. Est-ce à tort, est-ce avec
raison ? C'est ce qu'il est nécessaire d'examiner attentive-
ment. Le plâtrage des vins doit-il être considéré comme une
sophistication, comme une pratique frauduleuse ? Cette
opération peut-elle communiquer au vin des propriétés
dangereuses, qui résulteraient de l'introduction dans le
vin de substances nuisibles à la santé ? Ce sont là deux
points sur lesquels il est nécessaire, je dirai plus, il est
urgent que la science se prononce nettement. Des intérêts
puissants l'exigent. La santé publique à préserver, si le
plâtrage est dangereux ; des méfiances, des préjugés à dis-
siper s'il ne l'est pas ; des fraudeurs à punir ou des accu-
sés à absoudre ; un commerce, une industrie à réglemen-
ter ou à protéger, telles sont les importantes conséquences
qui doivent ressortir de l'étude des vins plâtrés.

Chargé fréquemment par les tribunaux d'analyser des
vins suspects, j'ai eu à examiner de nombreux échantillons
de vins plâtrés. Force m'a donc été de les étudier d'une
manière spéciale, afin de pouvoir répondre catégoriquement et en connaissance de cause aux questions posées par
la justice. Mes recherches m'ont conduit à envisager les
vins plâtrés d'une manière qui n'est pas conforme à l'opinion générale. Il m'a semblé qu'il ne serait pas inutile
d'exposer ici mon opinion à ce sujet, avec les motifs à
l'appui. Non que je prétende l'imposer ; que je veuille la
donner pour absolument vraie et irrévocable ; mais dans
l'espoir d'attirer sur cette question importante l'attention

des médecins, et avec le désir de leur fournir quelques documents dont ils feront l'usage que de droit.

Pline (1) rapporte qu'en Afrique on tempère l'âpreté du vin en y jetant du gypse, et, dans quelques endroits, de la chaux. Ainsi le plâtrage des vins remonte à une antiquité respectable. Cette opération que pratiquent encore aujourd'hui les cultivateurs du Midi, se présente donc comme une sorte de tradition d'origine étrangère, qui d'âge en âge s'est perpétuée jusqu'à nous, sans que l'expérience de près de deux milliers d'années ait fait surgir contre elle des motifs sérieux d'abandon. Il n'en a pas été de même, disons-le de suite, relativement à l'emploi d'autres matières dont parle encore Pline, telles que la chaux, usitée aussi en Afrique; telles que le marbre, les cendres, dont on se servait en Grèce dans le même but. On a renoncé de bonne heure à l'usage de ces substances, ainsi que d'autres qui, à diverses époques, ont été employées dans le but de corriger certains défauts des vins. C'est que l'expérience, la science n'ont pas tardé à en démontrer les dangers. On pourrait donc déjà, sans trop forcer les conclusions, de la perpétuité du plâtrage, préjuger en quelque sorte son innocuité. Mais j'en donnerai d'autres preuves plus concluantes.

Comment se pratique cette opération? Pline est très-peu explicite à ce sujet. Cependant, si l'on considère que le chapitre où il cite cet usage est intitulé : *Comment on traite le moût*, on a lieu de croire que le plâtre était ajouté dans le jus de raisin non fermenté et non dans le vin fait.

Si on admet cette interprétation, on ne pourra moins faire de remarquer la filiation qui relie le plâtrage actuel à celui qui se pratiquait il y a deux mille ans. Voici, d'a-

____

(1) Livre xiv. — Africa *Gypso* mitigat asperitatem , nec non aliquibus sui partibus *Calce*.....,

près les renseignements que j'ai recueillis , comment s'exécute cette opération dans le Midi :

Le raisin apporté de la vigne est versé dans le fouloir. On le saupoudre immédiatement de plâtre en poudre ; puis on le foule. Le jus s'échappe de la baie et se trouve au contact du plâtre. C'est donc au moût lui-même que le gypse est mélangé. On n'en met jamais dans les tonneaux. Les proportions de plâtre que l'on ajoute aux raisins sont variables suivant diverses circonstances. La moyenne est d'environ deux kilogr. de plâtre pour cent kilos de raisin. Mais si la saison a été humide, pluvieuse, si le raisin au moment de la récolte est mouillé, si la maturité n'est pas arrivée à terme , on force la proportion ; si, au contraire , la saison a été chaude et sèche , on diminue la quantité de plâtre.

Mais dans quel but ajoute-t-on du plâtre au raisin? C'est là une question à laquelle il est difficile de répondre d'une manière précise. On a beaucoup écrit sur le vin ; sur l'art de le fabriquer, sur sa nature , ses qualités ; et cependant, chose singulière, on n'a rien dit ou presque rien sur cet antique procédé du plâtrage ; sur le rôle que joue le plâtre dans la vinification. Chimistes , œnologues, médecins , toxicologistes sont à peu près muets sur ce point. L'illustre Chaptal lui-même qui était si bien placé pour étudier ce problème et si apte à le résoudre, n'a fait nulle mention à ce sujet dans ses écrits. C'est donc une étude à faire. En attendant il faut se contenter des indications et des explications fournies par les agriculteurs eux-mêmes. Or, voici quelques points sur lesquels ceux que j'ai consultés paraissent unanimes. Les vins du midi, disent-ils, s'ils ne sont plâtrés, ne se conservent pas ; ils prennent rapidement mauvais goût ; ils ne peuvent voyager. Ils s'éclaircissent très-difficilement ; leur couleur est moins riche, leur robe moins éclatante, moins pure.

Ces dires, ces observations trouveraient une sorte de confirmation dans ce fait remarquable, que le procédé du plâtrage a pris une grande extension dans ces dernières années, sous l'empire de la disette. Des localités qui jusque-là avaient négligé l'emploi du plâtre, se sont mises tout à coup à en faire usage et par des motifs que l'on comprendra facilement. Beaucoup de vignobles du midi produisent des vins qui n'ont d'autre mérite que celui de contenir de l'alcool. Dédaignés par la consommation, suffisamment et mieux approvisionnée autre part, on les utilisait habituellement comme matière à alcool, on les distillait. Pour un pareil emploi qu'importe que la couleur du vin soit belle, qu'il soit clair et limpide; qu'importent la plupart de ses qualités; il suffit évidemment qu'il contienne de l'alcool, le plus possible, qu'il puisse se conserver assez pour attendre son tour de passer à la chaudière du distillateur.

Mais en temps de disette tout se mange, tout se boit; les vins que l'on dédaignait pendant les années d'abondance, on a été bien heureux de les trouver. Ils ont donc changé de destination; au lieu d'aller à l'alambic ils se sont dirigés vers la table. Mais il a fallu les rendre dignes de ce nouvel emploi; les mettre en état de se présenter convenablement au consommateur; leur donner ces qualités extérieures qu'on négligeait d'abord comme inutiles, mais qui étaient devenues nécessaires. Pour cela on les a plâtrés; et c'est ainsi que ce procédé s'est rapidement généralisé. — Tel est le but, tels sont les effets du plâtrage, au dire des viticulteurs. Que ces effets soient réels ou ne le soient pas, l'intention me paraît pure.

Que se propose-t-on en effet? S'agit-il d'augmenter le rendement d'une certaine quantité de raisin? de déguiser l'origine du vin en le dénaturant, en changeant sa couleur, sa saveur, les caractères qui font son individualité? Non certainement. On s'efforce seulement de modifier certaines conditions extérieures, insignifiantes au fond, mais qui nuisent à sa potabilité. Le plâtrage tel que je le conçois pourrait être défini, un collage préventif dont les effets présenteraient une grande analogie avec celui qu'on exécute sur le vin en tonneau, pour l'éclaircir avant de le mettre en bouteille; collage qui débarrasserait le moût de certaines matières, qui sans cela, se retrouvant dans le vin fait, nuiraient à ses qualités extérieures et à sa conservation.

Nous connaissons donc le but, les effets du plâtrage; resterait à expliquer par quel mécanisme, par quelles réactions chimiques le plâtre accomplit l'action qu'on lui attribue. Or, ici tout est mystère. C'est là le point à étudier. Mais pour cela il faudrait être placé sur les lieux, et l'analyse à la main, examiner les diverses phases de la vinification; comparer les phénomènes de la transformation en vin du moût additionné de plâtre, avec ceux d'un même moût non mélangé avec cette substance. Nul doute qu'on arriverait ainsi à élucider nettement la question. Jusqu'à ce que ce travail soit fait on ne peut que hasarder des conjectures plus ou moins probables, des explications, des théories plus ou moins ingénieuses; mais qui ne pourront avoir qu'une valeur éphémère, n'étant pas fondées sur l'expérience, cette seule base de la vérité scientifique. Je laisse donc ce point à l'état de *desideratum* pour aborder la question importante de cette note, je veux parler de l'influence des vins plâtrés sur la santé.

Nous voulons bien admettre, dira-t-on, que c'est en tout bien et tout honneur que les viticulteurs du Midi mettent du plâtre dans leur vin; que leurs intentions sont pures de toute idée de fraude, de sophistication; qu'ils ne sont animés que du désir de bien faire, de contenter le consommateur; mais qui nous dit qu'ils ne font pas mal innocemment? que sans s'en douter, sans le vouloir, ils introduisent dans leur vin une substance nuisible à la santé? C'était bien aussi dans le but d'améliorer le vin, de lé corriger de certains défauts, que l'on a imaginé d'y ajouter celui-ci , des cendres ; celui-là , de la craie ; un autre , de la litharge , de l'alun. A l'aide de ces drogues , des vins trop acides perdaient leur acidité ; d'autres trop âpres perdaient leur âpreté , prenaient même une saveur douce et sucrée. Mais, malheur à qui les buvait. Le plâtre, le sulfate de chaux est-il donc tout à fait inoffensif? Pourtant les médecins, de tout temps , d'accord avec l'expérience ou l'instinct des populations , ont considéré les eaux séléniteuses comme nuisibles à la santé, et c'est au plâtre, que contiennent ces eaux, qu'ils ont attribué leurs fâcheuses propriétés. Le plâtre, nuisible dans l'eau, ne le serait-il donc plus quand il est dissous dans le vin? C'est chose peu croyable. Voilà les raisonnements que chacun fait au sujet des vins du Midi, et en suite desquels chacun croit prudent et sage de s'en abstenir, les regardant comme séléniteux.

Ces craintes sont-elles fondées? Les vins plâtrés sont-ils dangereux à la santé? Nous sommes aujourd'hui en mesure de répondre catégoriquement à ces questions et de manière à rassurer les esprits à l'endroit du plâtrage.

Il y a quelques années , chargé par le tribunal de Montbrison d'analyser un vin suspect et qui avait été l'objet de deux expertises antérieures ; après avoir reconnu que ce vin avait été plâtré , je déclarai cependant qu'il ne contenait aucune substance nuisible à la santé ; que le plâtrage devait être considéré comme une opération plutôt utile que nuisible. Ces conclusions étaient le résultat des recherches que j'avais dû faire pour me rendre compte de l'action du sulfate de chaux sur le vin. Depuis, d'autres chimistes, parmi lesquels je citerai MM. Bérard , Chancel et Cauvy, dont les noms font autorité dans la science , ont prononcé dans le même sens.

Cette manière de voir est facile à expliquer, à justifier.
Il me suffira de formuler la proposition suivante :

Les vins plâtrés ne contiennent pas de plâtre.

Cette proposition a tout l'air d'un paradoxe, elle paraît
au moins singulière, et cependant elle est vraie de tout
point. On peut s'en convaincre facilement et sûrement par
l'analyse.

Chacun sait que le plâtre est un composé d'acide
sulfurique et de chaux. Si dans une eau contenant du
sulfate de chaux on verse tour à tour les réactifs ap-
propriés à la chaux et à l'acide sulfurique, l'oxalate
ammonique, puis un sel de baryte, on obtiendra les
précipités qui caractérisent ces deux substances. Qu'on
fasse le même essai sur un vin plâtré, on remarquera,
non sans étonnement, que l'oxalate ammonique ne four-
nira pas de réaction ou ne donnera qu'une réaction ana-
logue à celle que fournissent les vins non plâtrés. On con-
cluera donc que ce vin ne contient pas de chaux, ou ne
contient que la proportion qui est normalement renfermée
dans tous les vins. De l'absence de la chaux on déduira
nécessairement l'absence du sulfate de cette base, c'est-à-
dire du plâtre. C'est là un fait habituel que présentent
les vins plâtrés et qui ne souffre que de rares excep-
tions, fait que j'ai observé maintes fois et qui a été mis
hors de doute par les analyses des chimistes que j'ai déjà
cités.

Continuons l'analyse et ajoutons le réactif de l'acide
sulfurique. Une goutte ou deux d'azotate de baryte dans
le vin plâtré, déterminent immédiatement un abondant
précipité. Les vins ordinaires ne donnent pas lieu à un
dépôt si considérable. La présence de l'acide sulfurique,
signalée par le sel barytique, est donc anormale. Cet acide

provient certainement du plâtre introduit dans le vin, et qui a quitté la chaux à laquelle il était primitivement combiné. Ainsi, des deux éléments du sulfate de chaux, l'un, l'acide sulfurique, est resté dans le vin ; l'autre, la chaux, a disparu. Qu'est devenue celle-ci ? sous quelle nouvelle forme de combinaison se trouve celui-là ? le fait suivant va nous l'apprendre.

Les vins contiennent naturellement une certaine quantité de crème de tartre ou bitartrate de potasse. Cette quantité varie de 4 à 6 gr. par litre environ. Mais, dans les vins plâtrés, elle diminue considérablement. Dans certains cas, elle disparaît presque complètement. J'ai pu me convaincre que la proportion de crème de tartre était en raison inverse de la proportion d'acide sulfurique. Ces faits nous donnent la clé des phénomènes qui se sont accomplis entre les matériaux du vin et le sulfate de chaux, phénomènes qui ont provoqué la séparation de la chaux. En effet, on peut les expliquer en disant que le sulfate de chaux et la crème de tartre ont réagi l'un sur l'autre de manière à produire du tartrate de chaux insoluble qui s'est précipité, et du sulfate de potasse qui, soluble, est resté dans le vin. On comprend dès lors pourquoi l'on ne trouve pas de chaux et peu de crème de tartre dans les vins plâtrés ; pourquoi on y trouve une quantité anormale de sulfate de potasse. Ce n'est là qu'un de ces mille et mille exemples de l'action des sels les uns sur les autres, que Berthollet a résumés dans ses admirables lois.

Veut-on s'en convaincre ? on n'a qu'à faire l'expérience suivante : mêler une solution de plâtre avec une solution de crème de tartre dans l'eau ; au bout de peu de temps on verra se former des petits cristaux de tartrate de chaux qui se déposeront au fond du liquide. On pourra hâter l'accomplissement du phénomène en ajoutant un peu d'alcool au liquide.

Ainsi, les vins plâtrés ne contiennent pas de plâtre ; c'est là un fait qui me paraît suffisamment démontré. Fait singulier, inattendu, c'est possible ; mais singulier et inattendu seulement parce qu'on n'y avait pas réfléchi. On ne peut donc assimiler ces vins aux eaux séléniteuses, on n'a donc pas à redouter de leur part les inconvénients qu'on attribue au plâtre. A ce point de vue, l'hygiène doit être rassurée.

Mais, peut-on dire encore, ce nouveau sel qui résulte de la double décomposition de la crême de tartre et du plâtre, ce sulfate de potasse que contient maintenant le vin, n'y a-t-il donc rien à dire contre lui? Peut-on s'y abandonner sans risque ? C'est cependant cet *arcanum duplicatum*, ce sel *duobus* qu'emploie la médecine ; ce qui donne à penser qu'il n'est pas sans action sur l'économie. Or, il ne vaudrait pas la peine d'éviter Charybde pour tomber en Scylla, de se sauver du gypse pour s'empoisonner ou au moins se médicamenter avec du sulfate de potasse.

Qu'on se rassure. Ce nouveau danger n'est pas à craindre. Le sulfate de potasse n'exerce une action purgative sur l'économie qu'à la condition d'être administré à doses assez élevées. Or, dans le vin, par le fait du plâtrage, la proportion du sel de potasse est très-minime; elle ne peut dépasser 1 à 2 millièmes. Nous savons, en effet, que ce sel se produit aux dépens de la crême de tartre ; il ne peut par conséquent se produire qu'en quantité équivalente chimiquement. Or, 100 grammes de crême de tartre équivalent à 46 grammes de sulfate de potasse; si donc dans un vin il existe 4 gr. de crême de tartre, il ne pourra s'y produire que 1 à 2 gr. de sulfate de potasse.

Je dirai mieux ; je préfère dans un vin un gramme de sulfate de potasse à deux grammes de crême de tartre. C'est que ce dernier sel n'est pas si innocent qu'on le croit. On le respecte généralement, parce que c'est un produit naturel , parce que c'est Dieu qui l'a mis dans le raisin ; mais je crois qu'on ne serait pas si indulgent , si son origine était toute autre, si , par exemple , il avait été introduit dans le vin par quelque chimiste ou marchand. Pour moi , je le suspecte vivement ; je l'accuse même de communiquer au vin , lorsqu'il y abonde, certaines propriétés fâcheuses qui se traduisent d'une manière désagréable sur l'estomac et les intestins. Ne sait-on pas que les vins nouveaux trop acides , parce qu'ils n'ont pas eu le temps de se dépouiller d'une partie de leur crême de tartre , exercent, au bout de peu de temps sur les organes digestifs , une action irritante qui se manifeste par un sentiment d'ardeur souvent pénible de l'estomac ; par des coliques plus ou moins vives et même par des purgations. Aussi je repousse de mon usage les vins nouveaux et riches en tartre. Mais si, et l'on verra par là jusqu'où va ma confiance dans l'innocuité du plâtrage, si , ce qu'à Dieu ne plaise , j'étais condamné à cette sorte de vin , je m'empresserais d'y ajouter une pincée de plâtre pour le débarrasser d'une partie de ses richesses tartriques.

Dans les considérations qui précèdent, je me suis borné aux points fondamentaux de la question du plâtrage. Je pourrais les étendre davantage et examiner divers autres impots qui ne sont pas sans importance ; à l'appui des assertions que j'ai avancées, j'aurais pu entrer dans des détails plus circonstanciés, citer de nombreuses expériences, exposer les résultats d'analyses multipliées ; lyses ; mais je m'en suis abstenu avec intention. J'ai craint, en encombrant cette note de chiffres et de procédés analytiques, et en lui donnant trop d'étendue, de manquer mon but qui était de me faire comprendre de tous. J'espère en avoir dit assez pour expliquer et justifier les conclusions suivantes auxquelles tendait la note qu'on vient de lire, et que je cherche à faire prévaloir.

Au point de vue de l'hygiène, les vins plâtrés doivent être considérés comme sans danger sur la santé ; au point de vue de la médecine légale, le plâtrage pratiqué comme je l'ai dit, ne peut être considéré, ni dans l'intention, ni dans le fait, comme une sophistication.